DE

L'HYDROTHÉRAPIE

HISTOIRE — THÉORIE — PROCÉDÉS

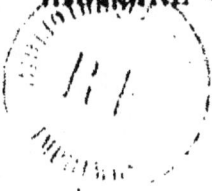

PAR

Octave GAILLARD

DOCTEUR EN MÉDECINE

MONTPELLIER

IMPRIMERIE Gust. FIRMIN, MONTANE ET SICARDI
Rue Ferdinand-Fabre et Quai du Verdanson
1908

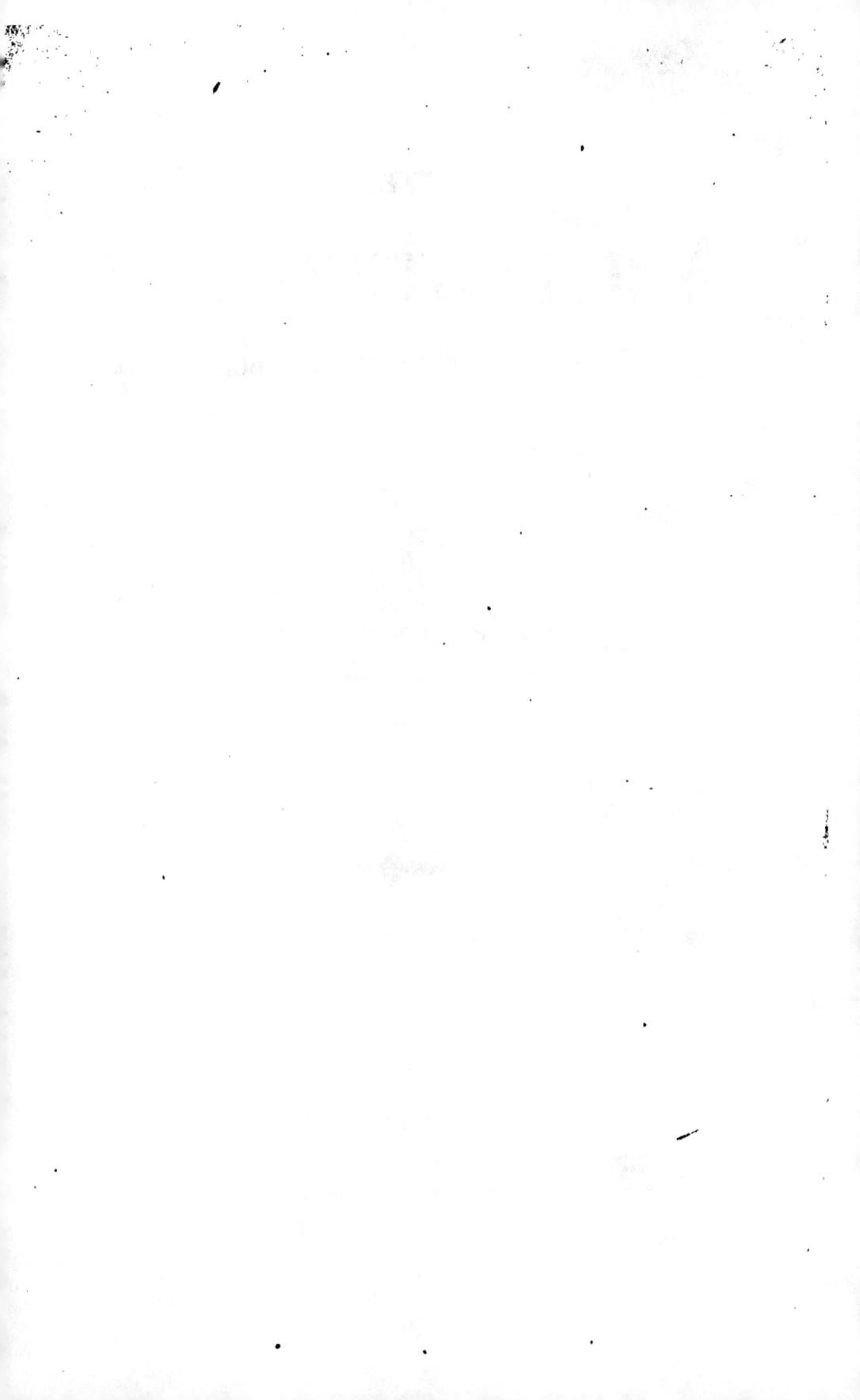

DE

L'HYDROTHÉRAPIE

HISTOIRE — THÉORIE — PROCÉDÉS

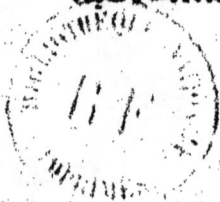

PAR

Octave GAILLARD

DOCTEUR EN MÉDECINE

MONTPELLIER

IMPRIMERIE Gust. FIRMIN, MONTANE ET SICARDI

Rue Ferdinand-Fabre et Quai du Verdanson

1906

A MON PRÉSIDENT DE THÈSE

MONSIEUR LE PROFESSEUR GRASSET

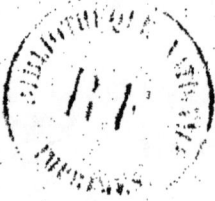

A MM. LES PROFESSEURS DE LA FACULTÉ
DE MONTPELLIER

Souvenir reconnaissant

O. GAILLARD.

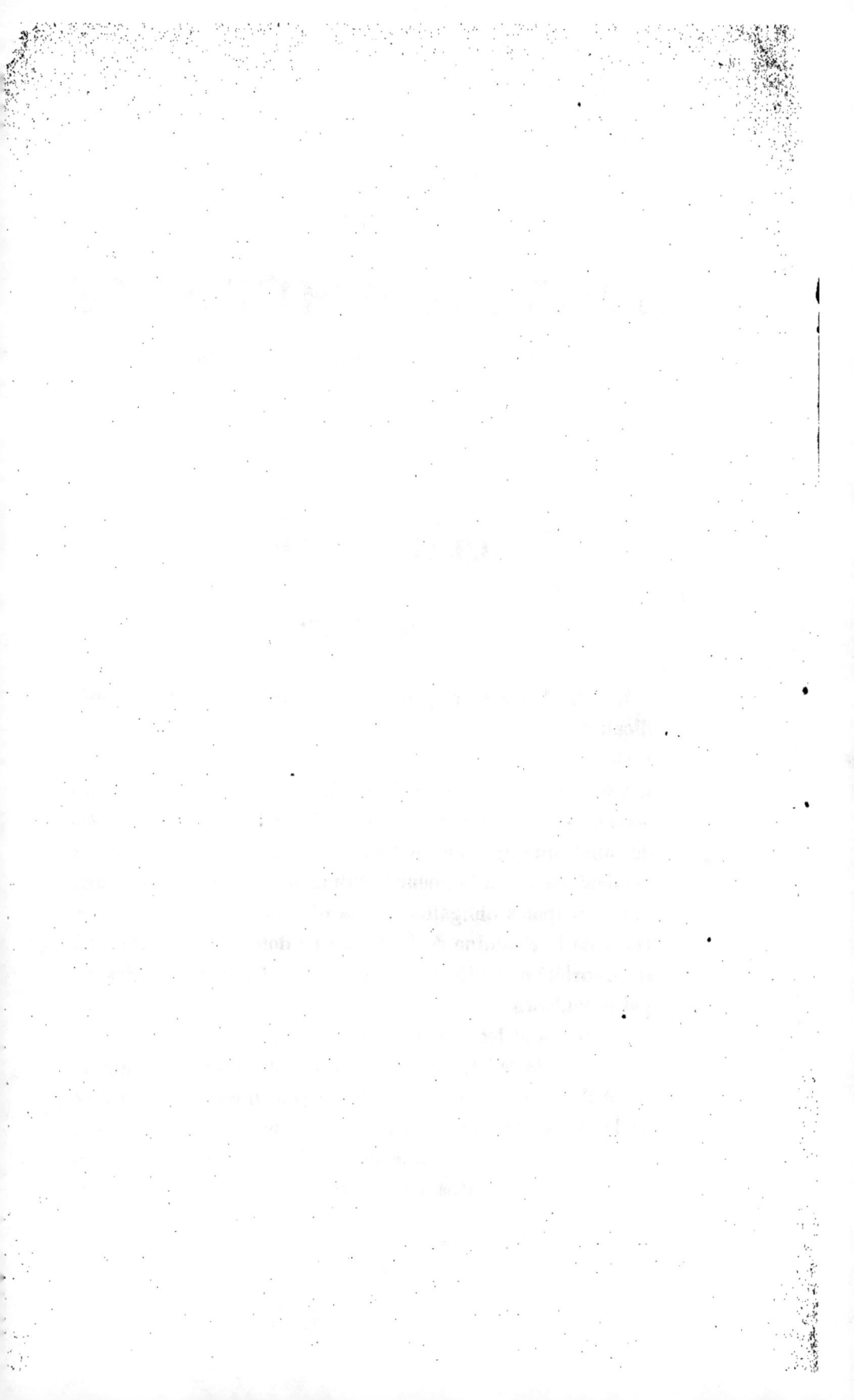

DE

L'HYDROTHÉRAPIE

HISTOIRE — THÉORIE — PROCÉDÉS

CHAPITRE PREMIER

HISTORIQUE

L'hydrothérapie est peut-être la plus ancienne des médications : Hippocrate et ses disciples connaissaient les vertus de l'eau froide et l'employaient pour guérir certaines fièvres ou inflammations. Mais si, de la médecine nous passons à l'hygiène, nous voyons que les bains ont été employés de toute antiquité. Les Hébreux, les Scythes, les Mèdes les tenaient en grand honneur ; Mahomet fait des ablutions une des principales obligations de son culte. La mythologique vertu de la Fontaine de Jouvence ne doit être attribuée qu'à sa propriété de fortifier et de guérir les femmes atteintes de pâles couleurs.

Les Grecs et les Romains avaient rendu universel l'usage des bains. Ils se baignaient matin et soir, après une fatigue, avant de commencer une action un peu importante. Partout où les Romains avaient trouvé une source convenable dans toute l'étendue de leur immense Empire, ils y avaient élevé un établissement de bains. La plupart étaient de riches et somptueux palais, aménagés avec tout l'art et le luxe que ce peuple savait déployer.

Le baigneur laissait ses vêtements au vestiaire et pénétrait dans une seconde salle où il était frotté d'huile parfumée, de là il passait dans la salle de gymnase, puis dans l'étuve sèche, la piscine froide, la salle de massage, pour revenir au vestiaire où il reprenait ses vêtements.

Il y avait aussi des salles de douches, mais la douche consistait simplement en une nappe d'eau qu'on recevait sur la tête ou sur les épaules.

Dans les établissements complets, on trouvait des étuves humides, des piscines à toutes les températures, depuis l'eau à peine tempérée jusqu'à l'eau très chaude, enfin des baignoires où l'on pouvait prendre son bain séparément. En effet, à Athènes comme à Rome, les bains étaient pris en commun, sans distinction d'âge ni de sexe.

Mais à l'époque de la décadence romaine, cette habitude, toute naturelle au temps de sa prospérité, devint, par suite de la corruption des mœurs qui signala et fut peut-être la cause de la chute de ce grand empire, une cause de désordres et d'excès, tels que les écrivains païens eux-mêmes les signalèrent. Ce fut au point, dit Martial, que les femmes en vinrent à remplacer les masseurs.

L'influence du christianisme fit abandonner complètement l'habitude des bains, supprimant ainsi un puissant facteur qu'il aurait suffi de moraliser.

Pendant toute la période du moyen-âge, les bains furent totalement oubliés. Au XVe et au XVIe siècles, il y eut bien quelques timides essais, mais vite retombés dans l'oubli.

En 1737, un médecin allemand, Hahn, employa avec succès l'eau froide dans une fièvre épidémique qui décima la ville de Breslau. Il fut le seul médecin qui réussit à combattre cette épidémie.

En 1792, Currie arrêta une épidémie de typhus dans un régiment, par des affusions d'eau froide. Ce succès fit d'abord beaucoup de bruit, puis l'usage de l'eau froide, qui semblait vouloir se généraliser, tomba de nouveau en désuétude.

Au XIX⁰ siècle on y revient. Plusieurs médecins très éminents, français et étrangers, reprirent l'usage de l'eau froide, *intus et extra*, soit comme hygiène, soit comme moyen héroïque de combattre une épidémie, soit encore plus fréquemment comme topique, pour obtenir la cicatrisation des plaies. Dupuytren et Lisfranc s'en sont bien trouvés dans le traitement de la chorée.

Aujourd'hui, l'eau froide est employée couramment en bains ou en applications locales contre les maladies pyrétiques : fièvre typhoïde, broncho-pneumonie, etc.

Le véritable fondateur de l'hydrothérapie moderne fut un obscur paysan de Silésie, Vincent Priessnitz. Cet homme qui, à défaut d'instruction, avait au moins le génie de l'observation, étant tombé un jour sous les roues du chariot qu'il conduisait, reçut de cruelles blessures, jugées incurables par les médecins qui l'examinèrent. Mais Priessnitz ne voulut pas se laisser condamner sans appel ; il soignait les animaux de son pays et aussi quelquefois ses parents et ses voisins par des ablutions ou des lotions d'eau froide et avait souvent réussi à guérir des entorses, foulures ou autres maux d'occasion. Il essaya ce traitement sur lui-même et obtint une guérison complète.

Ce résultat, qui vint démentir le diagnostic des médecins, fit du bruit ; de plus, il donna la foi à Priessnitz et le voilà parti avec ses deux frères, armés de seaux et d'éponges, voyageant de village en village et obtenant presque partout des guérisons miraculeuses.

Les médecins s'en émurent, ils eurent le tort de faire poursuivre Priessnitz, prétendant qu'il mêlait à son eau des substances médicamenteuses. L'enquête démontra qu'il n'en était rien et la vogue du paysan guérisseur ne fit que s'accroître.

Le baron Turkhein, médecin de l'empereur d'Autriche, fit obtenir à Priessnitz le droit d'exercer la médecine à la condition de n'employer que l'eau froide. Il lui conseilla aussi de faire boire de l'eau froide à ses malades et de les faire transpirer avant chaque traitement.

Priessnitz vint alors s'établir à Græfenberg : ce village, ignoré la veille, perdu au milieu des montagnes de la Silésie, devint rapidement le rendez-vous de tous les incurables de l'Europe.

L'établissement hydrothérapique consistait en une baraque en planches assez mal ajustées, entre lesquelles le vent trouvait un passage facile. Un homme monté sur le toit versait de l'eau dans un chéneau sous lequel on plaçait les malades C'était la douche. On était logé chez les habitants du village, dans de misérables cabanes, c'était là que se faisaient tous les exercices préparatoires : sudations, maillots sec ou humide, etc.

Priessnitz imposait à ses malades valides l'obligation de scier du bois pour faire la réaction, les impotents étaient enveloppés dans une couverture de laine où ils restaient environ une demi-heure. Le vin, le café, les liqueurs étaient sévèrement exclus du régime, qui consistait en pain, œufs, lait et une fois par jour, de la viande et quelques féculents.

Il est digne d'attention de voir tous ces grands seigneurs et ces grandes dames, car on compte parmi les clients de Græfenberg des princes, des ducs, des barons, se soumettre pendant des mois et même des années, à des conditions de régime, de logement et d'exercices aussi dures. Mais si l'on considère que de 1832 à 1842, 8.414 malades ont été traités à Græfenberg et que Priessnitz n'en a perdu que 12, on reconnaîtra que la reconnaissance qui poussa ces malades à lui faire des cadeaux magnifiques, à lui élever même des statues et des monuments, outre les riches honoraires qu'ils lui payaient, était bien mérités.

De nos jours, l'abbé Kneipp, avec des moyens plus perfectionnés, avec un entourage de médecins et une réclame formidable, avait repris à Woerishofen les traditions de Priessnitz à Graefenberg, avec un succès presque égal.

Le succès de Priessnitz faillit encore une fois perdre la cause de l'hydrothérapie. En effet, une foule d'industriels voulut en faire une panacée universelle et on vit des barbiers, des tailleurs, des épiciers ouvrir des établissements de bains et promettre la guérison de toutes les maladies. Comme on le pense, ils n'arrivèrent à guérir que leurs bourses.

Heureusement les savants français s'étaient occupés des succès de Priessnitz : le professeur Scoutetten, délégué par le ministère de la Guerre, s'était rendu à Graefenberg et en avait rapporté un volumineux et savant rapport. En 1846, le docteur Louis Fleury, professeur à la Faculté de Paris, ouvrit à Bellevue le premier établissement hydrothérapique français. Par ses expériences et par ses travaux, Fleury posa les bases de cette puissante médication.

Depuis Fleury, bien des établissements hydrothérapiques se sont fondés, tant en France qu'à l'étranger : les uns purement industriels, sans aucune direction médicale, mais en revanche faisant tout pour amuser les malades et les traitant au gré de leurs caprices : les autres, appartenant à des médecins ou à des sociétés thermales, donnant toutes garanties aux malades qui y sont soigneusement examinés et y reçoivent chacun le traitement qui leur convient.

Comme on le voit d'après l'esquisse historique que je viens de tracer rapidement, l'emploi hygiénique et médical de l'eau est loin d'être nouveau ; seulement, avant Priessnitz, on ne se servait de ce liquide que comme d'un moyen accessoire destiné à seconder l'action des remèdes internes.

Entre les mains des anciens, comme le dit Scoutetten, l'eau était tout simplement un moyen empirique dont ils ne comprenaient pas le mode d'action.

On peut donc conclure que l'hydrothérapie, telle qu'on la comprend aujourd'hui, c'est-à-dire l'ensemble des divers procédés, la doctrine qui préside à leur application, le but qu'on veut atteindre et les résultats obtenus, est une invention moderne qui exigea la création d'établissements spéciaux pour le traitement des maladies chroniques, et l'honneur en revient en grande partie à l'humble paysan de la Silésie. Je dis en grande partie, car il est certain, comme le remarque Boyer, de Montpellier, que Priessnitz n'a fait que ressusciter de vieilles traditions médicales, abandonnées dans ce qu'elles avaient d'excentrique, et conservées seulement par quelques vétérinaires silésiens, qui les dénaturaient souvent en les mettant en usage.

Priessnitz, plus habile qu'eux, a tenté d'appliquer à l'homme cette médication, mais il le fit avec sagacité et discernement ; aussi, comme nous venons de le voir, il y réussit merveilleusement. A l'époque où Priessnitz appliqua son système, c'eût été pour un médecin un grand mérite que l'emploi opportun, un à un, de chacun des procédés dont se compose l'hydrothérapie ; mais il fit plus. Il les expérimenta, il en reproduisit, en discerna sainement les actions, en compléta la série et en féconda les effets, par une pratique pleine de hardiesse et de pénétration.

CHAPITRE II

THÉORIE

L'hydrothérapie peut être définie : un système de traitement des maladies au moyen de l'eau froide — appliquée sous diverses formes déterminées — soit à l'extérieur, soit à l'intérieur, précédée d'une excitation préalable de la chaleur animale et accompagnée d'un régime spécial de vie et d'alimentation.

Tout exercice hydrothérapique exige une préparation préalable du corps à l'action de l'eau froide par une excitation quelconque de la chaleur animale.

L'hydrothérapie ne serait pas complète si, aux applications externes, ne venait s'ajouter l'usage interne.

En dehors de ces deux conditions capitales, on peut faire un traitement d'eau froide, mais on ne fait pas de véritable hydrothérapie.

Tout l'effet thérapeutique de l'hydrothérapie est sous la dépendance d'un grand mouvement physiologique. C'est l'entraînement, réciproque et par suractivité, de toutes les fonctions en vertu de leur solidarité, ramenant à un exercice régulier celles qui, par une cause quelconque, se trouveraient dans un état de perturbation momentané.

Cet énoncé me semble suffire et n'avoir pas besoin d'autre démonstration. Cette influence réciproque des fonctions, les

unes sur les autres, aboutissant à un trouble fonctionnel général, établit cette solidarité et l'on peut, dès lors, admettre
qu'elle agit tout aussi bien en sens inverse, c'est-à-dire dans
le sens du rétablissement fonctionnel régulier.

Comme le dit Lubanski : « Toucher à la calorification c'est
» donc, en quelque sorte, toucher au ressort de l'existence et
» faire retentir les mouvements qu'on lui imprime du côté
» des fonctions les plus importantes de l'économie. Placer
» l'organisme dans la nécessité de produire une plus grande
» dose de chaleur en l'exposant à des pertes réitérées de calo-
» rique, c'est d'abord accélérer la consommation de la ma-
» tière organique, par cela même activer le mouvement de
» décomposition ; c'est stimuler la respiration et l'oxygéna-
» tion du sang qui en est la conséquence, c'est exciter la cir-
» culation et la mutation de la matière dans les dernières di-
» visions capillaires ; c'est éveiller le besoin de réparation et
» enfin impressionner directement l'innervation ; c'est, en
» un mot, agir à l'aide d'un levier d'une puissance sans égale,
» puisqu'il est à même de remuer l'organisation tout en-
» tière. »

L'eau froide a des effets directs ou primitifs : le refroidissement, l'anesthésie, le resserrement des tissus, le refoulement des liquides des vaisseaux superficiels aux vaisseaux
profonds et des effets consécutifs, secondaires ou réactionnels : excitation fonctionnelle, circulatoire, nerveuse, etc...
Les premiers sont essentiellement transitoires et fugaces ; les
seconds, au contraire, sont essentiellement persistants ou, du
moins, beaucoup plus durables.

La médication hydrothérapique est reconstitutive en excitant la circulation capillaire, l'hématose, les fonctions diges-
tives, le besoin de réparation.

Elle est dérivative en excitant l'hyperhémie de l'enveloppe
cutanée et en exerçant cette action antagoniste tout à la fois

sur la circulation et sur l'innervation. Elle peut déplacer et appeler aux téguments externes les congestions, les irritations et les phlogoses profondes.

Elle est résolutive par l'excitation provoquée dans l'ensemble de l'économie, résolvant ainsi les stases sanguines par un entraînement circulatoire général.

Elle est sudorifique, altérante, dépurative, en excitant toutes les sécrétions.

Enfin, elle est hygiénique, prophylactique, toujours par son action excitante générale, mais modérée, portée sur toutes les fonctions à la fois, et à la manière d'un coup de fouet, qui en stimulerait l'activité dans le but d'entretenir la santé et de prévenir par là les maladies.

En résumé, l'hydrothérapie agit presque toujours par une excitation générale de suractivité et d'entraînement fonctionnel ; toutefois, la circulation et l'innervation sont les deux fonctions les plus directement influencées par elle, qui jouent le rôle important dans les phénomènes de calorification qu'elle provoque.

Aussi est-il indispensable que les centres circulatoires et nerveux soient dans un état d'intégrité parfaite au point de vue organique, pour que cette médication produise de bons effets.

Les altérations matérielles du cœur et de l'axe cérébro-spinal en repoussent impérieusement l'usage et constituent des contre-indications absolues à son emploi : les simples troubles fonctionnels de ces organes peuvent seuls en retirer quelque avantage.

Tout exercice hydrothérapique doit provoquer un effet physiologique qu'on appelle « réaction ».

On doit entendre par réaction l'acte spontané par lequel l'organisme résiste à tout agent tendant à modifier de quelque façon ce qu'on est convenu d'appeler l'état normal.

L'étude complète des phénomènes réactionnels est trop vaste pour que je puisse l'aborder dans ce petit travail. Je me bornerai à énoncer quelques principes usuels en hydrothérapie.

En admettant que la réaction soit une résistance de l'organisme, cette résistance doit nécessairement être proportionnée à l'énergie de l'action qui la provoque. Ainsi, la réaction est d'autant plus vive que l'eau est plus froide.

La réaction est plus facile et plus rapide chez les personnes qui ont fait un exercice musculaire préalable. On peut suppléer à cet exercice en préparant la peau à réagir par une excitation particulière, obtenue au moyen d'un enveloppement quelconque, ou à l'aide du calorique. Les malades préalablement soumis à la sudation réagissent plus facilement.

Enfin, si l'application de l'eau froide est faite avec percussion, la réaction se produira plus facilement encore.

Les malades se réchauffent d'autant plus vite que les douches sont plus fortes et qu'elles les frappent plus vivement.

L'organisme n'est pas toujours également bien disposé à la production de la réaction : tantôt elle est incomplète et parvient difficilement à rétablir la température du corps à son degré primitif ; tantôt, au contraire, elle se produit d'une manière excessive et dépasse ce degré. Aussi doit-on se placer dans les conditions les plus favorables à son accomplissement.

C'est pourquoi la préparation convenable du corps à l'action de l'eau froide a une grande importance en hydrothérapie.

Il est donc essentiel de mettre le corps dans un bon état de chaleur avant de le soumettre à l'action hydrothérapique.

Il importe aussi de distinguer la réaction apparente ou sensible de la réaction réelle ou complète. La première n'est que l'effet d'une différence de sensation entre la fraîcheur de l'eau et la chaleur relative de l'air ambiant : on l'éprouve dès qu'on sort d'un bain froid, mais malgré cette impression de chaleur intérieure, un sentiment de froid interne persiste pendant un temps plus ou moins long. La seconde, au contraire, ne se produit que plus tard, elle est caractérisée par le rétablissement complet de la température normale, qui se trouve même parfois dépassée, comme je viens de le dire.

Bégin a décrit ces sensations et ces mouvements physiologiques, observés sur lui-même dans une série de neuf bains de rivière, pris en pleine Moselle du 12 au 20 octobre 1819, par un froid qui varia de 2 à 6 degrés. Il a noté très exactement la sensation vive du refoulement des liquides dans la cavité thoracique et la gêne de respiration produite au moment de l'immersion, la rougeur des téguments et l'impression de chaleur survenant au bout d'une ou deux minutes, le sentiment de force et d'élasticité musculaire, de respiration plus facile, de force du pouls qui l'accompagne, puis le retour de la sensation très vive de froid et d'insensibilité de la peau si le bain se prolonge, et enfin, l'effet de la mutation qui s'opère en passant de l'eau à l'air et qui se manifeste par une impression de chaleur malgré le vent froid et malgré l'évaporation du liquide en contact avec le corps.

Il a constaté qu'à cette basse température, la réaction est vive et rapide ; que l'excitation et le mouvement préalable en favorisent le développement et qu'il est avantageux de faire précéder le bain froid d'un exercice capable d'échauffer le corps, même jusqu'à le couvrir de sueur. Il remarquait que dans ces conditions la réaction était plus prompte et plus complète.

Il est possible de diriger ces phénomènes pour ainsi dire à volonté. Une excitation énergique suivie d'un abaissement rapide de température en même temps que d'une action mécanique — comme la percussion vigoureuse d'une forte douche très froide — le provoque avec une grande intensité, tandis que les conditions contraires le modèrent et le ralentissent. Cela ne veut pas dire que la réaction soit si exactement proportionnelle à la température de l'eau et à la durée de l'application, qu'on puisse la graduer et la doser, pour ainsi dire, par degrés et par secondes, comme un remède par milligrammes.

Il faut une somme d'action nécessaire pour la provoquer ; si on ne l'atteint pas, comme si on la dépasse, la réaction est mauvaise.

La constitution du sujet, son âge, son sexe, sa sensibilité plus ou moins grande, sa corpulence et même la nature de sa maladie — on refroidit plus vite et plus facilement un petit corps qu'un gros, un malade lymphatique, maigre, chétif, qu'un sujet sanguin, pléthorique, en état de chaleur et de fièvre continue, — doivent être pris en grande considération, car ils modifient, à différents degrés, les résultats de l'opération et rendent la période de réaction plus ou moins prompte à se développer, plus ou moins vive, plus ou moins prolongée.

Il convient aussi de tenir compte de la température extérieure. La réaction est plus facile par un temps chaud que lorsqu'il fait froid.

L'hydrothérapie procède donc en soustrayant du calorique à l'économie et en obligeant l'organisme à le reconstituer, autant que possible, avec ses propres ressources.

Il s'agit donc, non seulement de soustraire du calorique, mais de le soustraire à propos, en quantité suffisante, ni trop forte, ni trop faible, dans des conditions de temps, de forme d'application, de température animale comparée à celle de l'eau, le tout approprié aux forces du sujet, au genre de la maladie, etc....

Il faut, en un mot, que cette soustraction s'opère dans les

conditions les plus favorables à la réaction qui doit être aussi naturelle, aussi spontanée, aussi peu artificiellement provoquée que possible.

Le moyen de réaction le plus efficace consiste dans une excitation préalable de la chaleur animale sans avoir recours, autant que faire se peut, au calorique artificiel.

Cette excitation peut être poussée, selon les cas, et quand on veut obtenir des effets puissants, — dans les affections constitutionnelles, chroniques, invétérées, dans les névralgies rebelles par exemple. — jusqu'à la transpiration abondante.

Si l'on parvient à proportionner convenablement le degré de l'eau et la durée de son application, il n'est pas nécessaire de provoquer la réaction par un exercice musculaire violent. Donc l'exercice musculaire après le bain ne doit être employé que comme un moyen de faciliter la réaction et ne jamais aller jusqu'à la fatigue.

C'est à tort que certains malades, en trop grand nombre, obéissant à des préjugés absurdes, le poussent jusqu'à se faire transpirer. C'est avant et non après qu'il convient de se donner ce mouvement.

Il en est de même du massage, transporté des établissements thermaux dans quelques maisons d'hydrothérapie. Cette malaxation des muscles, qui a des avantages avant la douche ou l'immersion, en ayant soin de l'appliquer principalement aux parties du corps où l'on veut provoquer une réaction plus vive, ne doit intervenir après l'eau froide que chez les malades impotents qui, sans cette précaution, auraient quelque peine à réagir.

Toutes les fois qu'il est nécessaire de recourir à ces moyens pour obtenir la reconstitution du calorique perdu, c'est que l'action de l'eau froide a été trop prolongée ou bien que la préaction a été négligée ou insuffisante, et il importe alors de

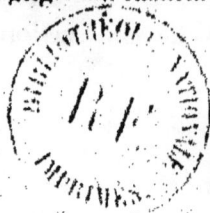

2

prescrire l'application plus courte, en même temps que l'excitation préalable plus complète.

L'expression si commune en hydrothérapie : « faire sa réaction », est donc impropre : on ne fait pas sa réaction, on la prépare, ensuite elle se fait ou doit se faire presque seule.

Des pratiques hydrothérapiques trop courtes ou trop rares demeureraient donc sans résultat : trop prolongées ou trop répétées, elles pourraient s'opposer à cette reconstitution du calorique soustrait, but final que se propose cette médication après chaque opération ou exercice.

CHAPITRE III

INDICATIONS ET APPLICATIONS

L'hydrothérapie ne doit pas seulement s'employer pour la cure des maladies. C'est surtout un agent hygiénique et prophylactique de premier ordre.

Elle régularise les fonctions de l'économie et les maintient dans leur intégrité. Elle donne une activité plus grande aux phénomènes vitaux en agissant sur la respiration et la circulation. Elle entretient la souplesse des muscles, régularise l'action du système nerveux, et de ce fait met l'organisme en état de se défendre contre les maladies.

L'hydrothérapie est donc un agent hygiénique et prophylactique par excellence, on peut dire un spécifique.

Chez les enfants, elle fortifie la constitution, donne de la force musculaire et fortifie le tempérament sanguin.

Contrairement à l'opinion de Beni-Barde, et j'en ai fait souvent l'expérience, l'usage de l'eau froide est sans inconvénient chez les enfants du premier âge et leur est, au contraire, très salutaire.

Les pratiques hydrothérapiques sont des plus utiles pour prévenir les infirmités de la vieillesse et je connais des vieillards pour lesquels elles ont été une véritable fontaine de Jouvence.

Chez la femme, douée d'une plus grande impressionnabilité que l'homme, le rôle du système nerveux est prépondérant ;

l'hydrothérapie sera donc du plus grand secours en modérant et équilibrant cette fonction. Chez la fillette au moment de la puberté, comme chez la femme à l'époque de la ménopause, l'hydrothérapie prévient souvent les accidents les plus graves.

Les personnes faibles, délicates, les rhumatisants et les goutteux, les individus prédisposés aux affections de la gorge et des bronches, aux névralgies, aux congestions, retireront le plus grand avantage de l'usage de l'hydrothérapie.

Fleury a dit : « Substituer au tempérament lymphatique un tempérament sanguin acquis, prévenir les affections scrofuleuses, favoriser le développement physique et intellectuel de l'enfant, Rendre facile l'établissement de la puberté, de la menstruation, éloigner les causes les plus fréquentes de l'hystérie, de la chlorose, d'un grand nombre de maladies nerveuses, de la grossesse pénible, de l'avortement, tels seraient les résultats produits par l'introduction des applications froides dans l'hygiène de l'enfance. »

En partageant cette manière de voir, j'ajouterai que l'hydrothérapie pratiquée dès l'enfance, le sera utilement à tous les âges de la vie.

La plupart des auteurs divisent les effets thérapeutiques de l'hydrothérapie en deux grandes catégories : Effets primitifs ou directs, effets consécutifs ou indirects.

Les effets primitifs comprennent :

1° Les effets antiphlogistiques. L'eau froide a été employée de tout temps contre l'inflammation : contusions, plaies, foulures, fractures, écrasement, opérations chirurgicales.

Dans les fièvres l'eau froide est employée comme anti-thermique : typhus, fièvre typhoïde, quelques fièvres éruptives, pneumonie, méningite, péritonite... Dans toutes ces affections, l'eau froide ou même la glace doit être employée avec discernement en applications générales ou locales (bains, lotions, drap mouillé, compresses, vessies de glace).

2° Les effets sédatifs. C'est en abaissant la température animale, en diminuant l'afflux du sang et l'activité de la circulation centrale et capillaire que l'eau froide exerce sur le système nerveux une action sédative. Broussais lui attribuait le titre de sédatif par excellence. Cette action sédative peut être selon les cas, calmante, antispasmodique, hypnotique.

Comme l'a fait ressortir le Professeur Grasset, l'action sédative obtenue par l'usage de l'eau froide seule, sera en même temps une action tonique et, par conséquent, toni-sédative.

La médication hydrothérapique sédative est destinée à combattre l'hyperesthésie, l'excitation nerveuse, la douleur, les phénomènes exagérés de la sensibilité et de la motricité. Dans tous ces cas, elle offre moins d'inconvénients et plus d'efficacité que tous les sédatifs, calmants, anti-spasmodiques, hypnotiques de la matière médicale.

Dans les maladies nerveuses, on recherchera cette action lorsqu'on aura à combattre des phénomènes d'exacerbation ou de paroxysme.

3° Effets excitants. C'est à eux que l'hydrothérapie doit ses plus heureux succès, car la plupart des maladies chroniques ou nerveuses sont presque toujours accompagnées d'un état de faiblesse de l'organisme ou d'une nutrition insuffisante. Le froid et la percussion sont les agents producteurs de cette action.

C'est évidemment, dit le Professeur Grasset, par son action sur les nerfs de la peau, sur toutes les extrémités nerveuses centripètes et aussi par l'action sur la circulation (court mouvement de concentration, immédiatement suivi d'une période de large expansion périphérique, que l'eau froide produit ces effets, qu'on l'applique en douche, en immersion, en affusion ou en lotion. Ces divers procédés, rapprochés les uns des autres par la température de l'eau, se différencient entre eux par la percussion plus ou moins forte ou nulle.

A cette action stimulante sur le système nerveux se rattachent les actions excitante, perturbatrice. L'intensité de cette dernière action est surtout en rapport avec la brusquerie d'attaque de l'eau froide. Si on veut éviter cette action perturbatrice, on emploiera de l'eau progressivement refroidie, et on ne donnera le jet plein qu'après un certain temps de jet brisé ou en pomme d'arrosoir.

Les effets consécutifs sont ceux qui se manifestent après un temps assez long et qui résultent de l'action souvent répétée d'un ou plusieurs procédés. Ils comprennent les effets toniques et reconstituants qui sont provoqués par l'action excitante. Ils ne sont obtenus que par la régularité et la persistance dans le traitement. Les effets dépuratifs, utiles à obtenir dans le rhumatisme, goutte, herpès, etc... sont surtout obtenus par la sudation dans le maillot. Les effets résolutifs ou altérants, quand il s'agit de la nutrition locale d'un organe lésé, facilitent la résolution ou la résorption des engorgements, des épanchements, des infiltrations et des tumeurs.

On comprendra donc facilement la puissance et les ressources d'une médication qui peut être à la fois sédative, toni-sédative, tonique et stimulante, révulsive et dérivative, résolutive, antiphlogistique, spoliatrice et reconstituante.

C'est ce qui explique son efficacité dans nombre de cas jugés désespérés, contre lesquels on avait essayé en vain tous les agents thérapeutiques.

L'hydrothérapie a été appliquée, avec plus ou moins de succès, au traitement de presque toutes les maladies, mais les travaux des auteurs qui, depuis Fleury, se sont occupés d'hydrothérapie, ont permis de mieux délimiter son action et de formuler, pour cette médication comme pour les autres, les règles précises de ses indications et de ses contre-indications.

Presque toutes les maladies nerveuses sont justiciables de l'hydrothérapie. S'il faut l'employer avec beaucoup de prudence et même s'abstenir dans les cas de maladie organique du système nerveux et en présence d'une affection organique prédominant les phénomènes nerveux (tuberculose, cardiopathies, cancer, etc.), on obtiendra presque toujours un succès souvent inespéré dans le traitement de toutes les affections relevant uniquement du système nerveux.

Une condition essentielle, toutefois, c'est d'obtenir du malade la persévérance et la régularité indispensables à la réussite de sa cure. Ce n'est pas d'emblée, en effet, que le traitement agit : il faut toujours des semaines et souvent des mois de patiente attente pour obtenir un léger soulagement. Et quand, malgré toute sa persévérance, le malade est obligé de cesser le traitement sans avoir rien obtenu, même dans ce cas, il est arrivé quelquefois qu'une guérison spontanée se manifeste quelques semaines après que le traitement a cessé et que le malade est parti sans espoir. Mais aussi combien de guérisons réputées miraculeuses ! Tel malade venu faire de l'hydrothérapie en désespoir de cause pour une maladie chronique, réputée incurable, soignée inutilement depuis des années et qui rentre chez lui guéri ! Ce paralytique qui a laissé ses béquilles à la douche et qui arrive dans son village en dansant ! Ce colon qui ne pouvait supporter que le lait et qui fait bonne figure à un repas de noce ! Ou bien cette brave femme qui ne quittait plus son lit, et qui reprend allégrement la direction de son ménage ! Voilà ce qui fait que pour le peuple l'hydrothérapie conserve encore quelque chose de merveilleux. Voilà ce qui a fait le succès de Priessnitz et, plus près de nous, de l'abbé Kneipp !

Mais si, entre les mains de Priessnitz, l'hydrothérapie empirique a pu produire de tels miracles, que ne peut-elle faire aujourd'hui, raisonnée et rendue scientifique par tant de sommités médicales !

Il est donc aujourd'hui parfaitement établi que l'hydrothéraple triomphe dans le traitement de la neurasthénie, des troubles hystériques, paralysies nerveuses, les états d'excitation ou de dépression nerveuse.

L'hypochondrie, la mélancolie, les phobies, les différentes psychoses, les névralgies, migraines... les névroses gastriques et intestinales, sont souvent guéries et toujours améliorées par l'hydrothérapie.

La chorée, le neuro-arthritisme, le rhumatisme musculaire, la goutte, l'anémie, la chlorose, la scrofulose, les maladies de l'utérus et de ses annexes ont tout avantage à s'adresser à ce mode de traitement.

La grossesse, qui est considérée comme une contre-indication par quelques auteurs, ne peut que retirer des avantages de ce traitement s'il est appliqué avec prudence et discernement.

J'en dirai autant de l'allaitement.

La menstruation a été plus discutée. De nombreuses expériences ont cependant prouvé que le traitement pouvait être continué sans aucun inconvénient pendant la période menstruelle, mais que, sauf urgence, il valait mieux ne pas le commencer à ce moment.

Dans les cas d'idiosyncrasie antihydrothérapique, on arrive presque toujours à faire supporter ce traitement au malade en persistant avec beaucoup de prudence et de douceur.

Dans le rhumatisme et dans la goutte, l'hydrothérapie rend des services, à condition de ne pas l'appliquer pendant la période aiguë.

Les cardiopathies organiques contre-indiquent l'hydrothérapie froide. Il en est de même de l'artériosclérose, dans la crainte que le malade ne soit pas à même de faire une bonne réaction.

S'il serait imprudent de traiter par l'eau froide (sauf par la méthode antiphlogistique) une hémorragie utérine, elle sera au contraire tout indiquée dans un cas d'épistaxis, par exemple.

La tuberculose au 1er et au 2e degré peut retirer quelques avantages des effets toniques et reconstituants de l'hydrothérapie, mais dans une période plus avancée il est prudent de s'abstenir.

L'usage de l'eau froide est aussi contre-indiqué chez les brightiques et les albuminuriques.

On a pu obtenir quelques succès dans ces états morbides à forme aiguë, mais l'abstention me semble toutefois préférable.

CHAPITRE IV

PROCÉDÉS HYDROTHÉRAPIQUES

Les procédés hydrothérapiques sont des plus nombreux. Chaque hydropathe a ses procédés à lui, cependant on peut les ranger tous dans la classification si bien faite par le Professeur Grasset. Je vais tâcher de les énumérer rapidement.

Laissant de côté les bains de mer et de rivière, les bains froids, tièdes et chauds, pratiques d'hygiène et de propreté, nous arrivons à la piscine ou immersion.

Il est important de se jeter d'emblée dans la piscine au lieu d'y rentrer peu à peu, afin d'éviter la suffocation. Ce traitement a des effets sédatifs proportionnés à sa durée (qu'il faut cependant limiter). Excellent dans les psychoses avec excitation, insomnies, certains troubles gastriques. Le demi-bain se prend en restant de cinq à quinze minutes dans l'appareil ; on termine en versant sur le haut du corps deux ou trois seaux d'eau. Ce procédé a un bon effet calmant et peut être une bonne préparation à la douche quand celle-ci est trop appréhendée. L'immersion est à conseiller aux malades comme traitement à faire chez eux, au moyen d'une simple baignoire.

La lotion est un moyen très doux qui peut se faire même dans le lit du malade, quand celui-ci ne peut ou ne doit pas être déplacé.

L'affusion, au contraire, se fait avec de grosses éponges,

ruisselant d'eau ou même en versant l'eau avec un seau sur le corps du patient. Ces deux procédés sont calmants.

Il y a plusieurs sortes de maillots : Envelopper rapidement le patient dans un drap ruisselant d'eau et répéter plusieurs fois cette opération. Envelopper rapidement le patient dans un drap ruisselant d'eau et le frictionner pendant qu'il se frictionne aussi lui-même jusqu'à réchauffement du drap. Ces deux procédés ont un effet tonique et excitant et sont employés quand, pour une raison quelconque, la douche est impossible. Envelopper le malade dans un drap mouillé légèrement tordu, le rouler ensuite dans des couvertures de laine où on le laisse « cuire dans son jus ». Souvent, le malade s'endort dans ce maillot ; il est prudent de lui rafraîchir le front avec des compresses de temps en temps, il est utile aussi de lui faire boire un peu d'eau froide. Il est bon de faire suivre ce maillot d'une affusion ou d'une piscine.

Ce procédé est essentiellement calmant. Il est employé avec succès contre les insomnies, les crises de nerfs, etc....

Les enveloppements partiels, les compresses, les irrigations continus sont plutôt du domaine de la chirurgie et de la pathologie interne.

Les bains de siège peuvent être à eau courante ou dormante ; on leur associe souvent une douche lombaire, en cercle ou périnéale. Ce traitement est à la fois un excellent dérivatif et un bon tonique des organes du bassin.

Les bains de pieds peuvent se prendre assis ou en marchant : c'est un dérivatif employé surtout contre les maux de tête.

Il y a différentes sortes de douches. La douche en pluie verticale, à peu près abandonnée pour les douches obliques, la douche en cercles très excitante, la douche en lames horizontale et concentrique, la douche en colonne, douche promenade...

J'ai laissé à dessein pour la fin la douche en jet mobile, la seule préconisée par Fleury. C'est avec raison qu'elle a été qualifiée « l'arme par excellence de l'hydrothérapie ». En effet, ce procédé permet de remplir, à la volonté de l'opérateur, absolument toutes les indications. Avec le pouce, plus intelligent et plus sensible que la palette, on a à la fois : la douche en colonne, qui permet d'aller chercher la partie du corps où l'on veut faire un massage ou produire une révulsion intense, la douche en grosse pluie qui frappe une partie plus étendue et y amène une bonne rubéfaction ; la pluie fine, le brouillard... N'est-ce pas un merveilleux outil, pouvant simultanément produire une révulsion ou une excitation énergique, générale ou locale, une révulsion moyenne devant amener une réaction normale, un effet sédatif, une caresse effleurant le malade, rassurant les plus timorés et acclimatant les plus impressionnables, tout cela instantanément et à la volonté d'un opérateur habile et exercé.

Il est indispensable, pour obtenir ces résultats, de disposer d'une eau abondante, à pression uniforme, d'une atmosphère utile, d'un jet très mobile du diamètre de 10 à 12 millimètres maxima, situé à au moins deux mètres de distance du patient et plus élevé que lui.

La douche vaginale, souvent associée au bain de siège, rend les plus grands services dans quelques maladies de l'utérus, surtout du col, et du vagin.

La douche ascendante ou rectale est le traitement de choix dans tous les cas de mauvais fonctionnement de l'intestin.

Je conclurai donc, avec Glatz, que la technique hydrothérapique, quelque simple qu'elle paraisse, est en réalité une chose fort délicate, qui exige du tact, de la prudence, de l'attention et une longue pratique.

Indépendamment des agents principaux de l'hydrothérapie destinés à produire des effets thérapeutiques déterminés sur l'affection à traiter, il existe un certain nombre d'auxiliaires indispensables. Ce sont l'eau froide en boisson, le régime, le genre de vie, les qualités de l'eau, l'exercice musculaire et la sudation.

Le premier et le plus essentiel des agents de l'hydrothérapie est l'eau froide prise en boisson. L'utilité de boire de l'eau apparaît très nettement lorsqu'on songe qu'elle entre pour une grande partie dans la composition des tissus et qu'elle communique à nos organes des propriétés spéciales qui en facilitent le fonctionnement. Une bonne pratique est donc de recommander aux malades de boire un verre d'eau avant et après chaque exercice hydrothérapique (1).

Dans certaines maladies du tube digestif et de ses annexes et dans tous les états morbides caractérisés par des troubles de sécrétion, l'eau prise à l'intérieur est très utile.

Les malades soumis aux sudations devront en boire une certaine quantité, parce que l'eau est le meilleur et le plus inoffensif des diurétiques, et qu'elle fournit son élément le plus indispensable à la principale fonction de la peau : la transpiration.

Cette eau doit être fraîche, afin d'exercer une action tonique sur l'estomac, aérée, ce qui la rendra plus légère et par conséquent plus digeste, et pure, c'est-à-dire ne contenant que des sels favorables par leur qualité et leur quantité, à une bonne digestion.

Le genre de vie en rapport avec un traitement hydrothéra-

---

(1) Mais l'eau ne doit pas être prescrite à tous les malades en même quantité. Chez les personnes de constitution sèche, chez les goutteux, les rhumatisants, les graveleux on la prescrira à plus forte dose que chez les obèses, les pléthoriques, les lymphatiques et les anémiques. Il y a lieu aussi de tenir compte des différentes indications nosologiques.

pique doit être fait de calme et de repos, admettant néanmoins un exercice musculaire modéré, c'est-à-dire proportionné aux forces du malade et ne devant jamais aller jusqu'à la fatigue... Il est important de supprimer d'une manière absolue toute excitation cérébrale et toute occupation absorbante. On devra chercher, en outre, à distraire le malade par les moyens les moins compliqués.

Le régime hydrothérapique n'a rien de bien sévère, sauf dans les cas d'affections de l'estomac ou de l'intestin. Les excitants : alcool, café, épices, irritants et échauffants, doivent en être sévèrement exclus. Les viandes fraîches, les féculents, les pâtes sont permis, le laitage sous toutes ses formes, les œufs, les légumes verts, les fruits, sont particulièrement recommandés.

L'exercice musculaire est, nous l'avons déjà dit, très important ; avant chaque opération, il met le corps dans un bon état de chaleur et la rend ainsi plus efficace et plus agréable. Après, il aide à la réaction, facilite et entretient le jeu des muscles. Il ne doit jamais être poussé jusqu'à la fatigue.

La sudation n'est plus guère employée de nos jours que pour remplacer l'exercice musculaire chez les impotents et quelquefois chez les pusillanimes.

Je terminerai ce modeste petit travail par quelques observations personnelles, forcément trop courtes et incomplètes, car elles ont été faites d'après des notes datant de 10 ou 12 ans, notes qui servaient seulement au traitement et n'avaient pas pour but l'histoire du malade.

Je les cite simplement pour affirmer, après tant d'autres, que l'hydrothérapie peut amener la guérison, certaine et durable, d'affections très diverses et que la plupart des médecins praticiens ont le tort de se désintéresser de cette arme thérapeutique si puissante quand elle est maniée par des médecins compétents, au lieu d'être le plus souvent abandonnée à l'exploitation industrielle.

CHAPITRE V

O. G..., âgée de 11 ans. Chorée. L'enfant fait difficilement quelques pas sur un terrain très plat. Il lui est impossible de s'habiller seule ni même de manger. Son corps tout entier est secoué et agité d'un tremblement nerveux. La nuit, il faut l'attacher dans son lit pour l'empêcher de rouler à terre. Elle commence le traitement hydrothérapique le 5 mars par des affusions remplacées, au bout d'une quinzaine de jours, par des douches légères. Ce traitement se continua progressivement avec un peu plus d'énergie. Le 10 avril, elle commença les piscines. Le 15 mai, elle s'habillait seule à l'exception de ses bas. Partie guérie le 24 juin, aucune récidive. Aujourd'hui mariée, et mère d'une petite fille magnifique.

OBSERVATION II

L. N..., 17 ans. Crises hystériformes. Paralysie de la jambe gauche avec exfoliation. Ne peut absolument pas se servir de ce membre.

Traitement : douche, piscine, bain de siège pendant lequel on faisait des lotions sur la jambe gauche. Deux mois et demi de traitement. Partie guérie. Plus de nouvelles.

3

OBSERVATION III

A. T..., 30 ans. A la suite d'un accident de chemin de fer, elle avait été relevée le côté droit entièrement contusionné, la face écrasée. Après six mois de soins assidus, pendant lesquels elle n'avait pas quitté le lit, son médecin l'envoya à Bouquéron, plutôt pour l'air que pour y suivre un traitement. En effet, cette malade ne pouvait faire dix pas sans avoir une syncope ; le moindre écart de régime lui donnait de violentes crises d'estomac, elle dormait à peine et souffrait continuellement de névralgies diverses. Cependant, une quinzaine de jours après son arrivée, le 21 mai, on commence, avec combien de précautions, le traitement hydrothérapique : une très légère douche quotidienne. Petit à petit, le traitement s'augmenta et se compléta ; elle put prendre, contre ses crises d'estomac, un bain de siège à eau dormante, puis à eau courante, enfin la douche ascendante. Ce n'est qu'au bout de deux mois qu'on osa la plonger pour la première fois dans la piscine. Au 30 septembre, elle quitta l'établissement, alerte et gaie, faisant de longues promenades, mangeant et digérant bien, en somme totalement guérie. Elle se maria peu de temps après, et voyagea sans nul souvenir de la terrible commotion qu'elle avait ressentie.

Je l'ai revue 10 ans plus tard, elle s'était beaucoup fatiguée en soignant son mari malade, puis elle avait contracté une bronchite et le tout lui avait amené un peu d'anémie et des palpitations nerveuses. Elle fit un mois de traitement qui la remit complètement.

OBSERVATION IV

Au début de mai 1898, arrive une dame, âgée de 56 ans, accompagnée de son mari et d'une garde-malade. Atteinte de gastro-entérite des pays chauds, elle était dans un tel état de faiblesse et de maigreur qu'il était fort douteux que le traitement pût lui être utile, si toutefois elle pouvait le supporter. Le docteur Huchard, appelé en consultation par son médecin, avait conseillé de partir au plus vite pendant qu'elle était encore transportable. Cette dame ne pouvait rien digérer, elle avait une diarrhée séreuse continuelle qu'aucun moyen thérapeutique n'avait pu arrêter (40 à 45 selles par jour).

Le traitement débuta le même jour par une légère douche rectale, pendant laquelle sa garde lui fit constamment respirer des sels. J'essayai le lendemain une douche « nuage » bien supportée. J'ajoutai, trois jours après, un bain de siège et ce traitement fut continué sans interruption pendant vingt jours. L'appétit s'accroît, la digestion s'améliore, le nombre de selles diminue sensiblement, le pain qu'elle n'avait pu goûter depuis longtemps est toléré. Le poids de la malade augmente. Elle commence à prendre une piscine quotidienne. La guérison suit un cours à peu près normal, mais à la moindre émotion ou au plus léger refroidissement, la diarrhée refait son apparition. Après quatre mois environ de traitement, la malade put manger de tout sans en être incommodée, faire des promenades à pied et en voiture, et partir à la fin du cinquième mois, ayant engraissé de 14 kilogr. Les deux années suivantes, elle vint, au printemps, faire un mois de traitement, par précaution, disait-elle. Elle est ensuite retournée dans les colonies, mais tous les ans je reçois de ses nouvelles et elle me confirme la stabilité de sa guérison.

OBSERVATION V

Mme C..., 25 ans. Étant jeune fille, elle avait fait un traitement hydrothérapique pour des troubles nerveux et avait guéri complètement. Mariée très heureusement avec un officier, ce n'est que pendant sa grossesse que se manifestèrent les premières atteintes de sa maladie actuelle. Son médecin lui conseilla de nourrir, mais cela la fatigua beaucoup, son enfant étant d'une santé délicate. Il mourut et la mère tomba alors dans une véritable hypochondrie, fuyant toute société, ne s'occupant plus de son intérieur, refusant de quitter son lit.

En résumé, inertie complète, crises de larmes et de désespoir, crainte de la mort et idées de suicide. Ces crises étaient tellement exaspérées par la présence de son mari et de sa mère que ceux-ci n'osaient plus l'approcher.

Venue à Bouquéron en juillet, le premier mois de traitement fut des plus pénibles ; ce n'est qu'à force d'insistance et de patience qu'on arrivait à lui faire faire ses exercices. Elle mangeait seule, ne parlait à personne et se détournait de moi comme des autres. Le second mois, elle commença à s'apprivoiser, consentait à répondre aux avances qui lui étaient faites, mais s'esquivait encore fréquemment. Ses idées de suicide avaient disparu, et elle reçut avec plaisir la visite de son mari. En octobre, restée presque seule, elle continua volontiers son traitement, redevint vive, enjouée, s'occupait beaucoup de ses enfants, mais avait encore quelquefois la crainte d'une rechute.

Elle quitta pourtant Bouquéron, revenue à son état normal, enchantée de son séjour. Elle nous a informé ultérieurement de la naissance d'un garçon, qui a aujourd'hui trois ans, et la guérison de la mère ne s'est pas encore démentie.

CHAPITRE VI

CONCLUSIONS

1° L'hydrothérapie agit par la soustraction du calorique en forçant l'économie à la reconstitution.

2° L'hydrothérapie est indiquée surtout dans le traitement des maladies nerveuses, mais elle réussit souvent aussi dans les maladies causées par un mauvais fonctionnement de l'organisme.

3° Il est important d'appliquer l'hydrothérapie d'une manière différente, selon l'affection à traiter et le tempérament du malade.

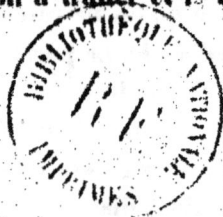

BIBLIOGRAPHIE

FLEURY (Louis). — Traité thérapeutique et clinique d'hydrothérapie, 1866.

SCOUTETTEN. — Rapport sur l'hydrothérapie, 1811.
— De l'eau ou de l'hydrothérapie, 1843.

LUBANSKI. — Études pratiques sur l'hydrothérapie, 1847.

MACARIO. — Leçons d'hydrothérapie, 1871.

ANDRIEUX. — De l'hydrothérapie combinée, 1874.

ENGEL. — De l'hydrothérapie, 1840.

DUVAL. — Traité pratique et clinique d'hydrothérapie, 1888

BOTTEY. — Traité d'hydrothérapie, 1895.

SCHEDEL. — Examen clinique de l'hydrothérapie, 1845.

PIGEAIRE — Des avantages de l'hydrothérapie, 1847.

BURGONZIO — Technique des pratiques hydrothérapiques, 1891.

BENI-BARDE. — Manuel médical d'hydrothérapie, 1883.

COLETTE. — Sur l'action physiologique de l'hydrothérapie.

GRASSET. — Thérapeutique des maladies du système nerveux, 1907.

TABLE DES MATIÈRES

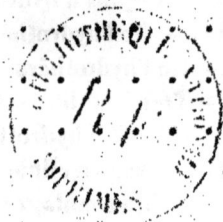

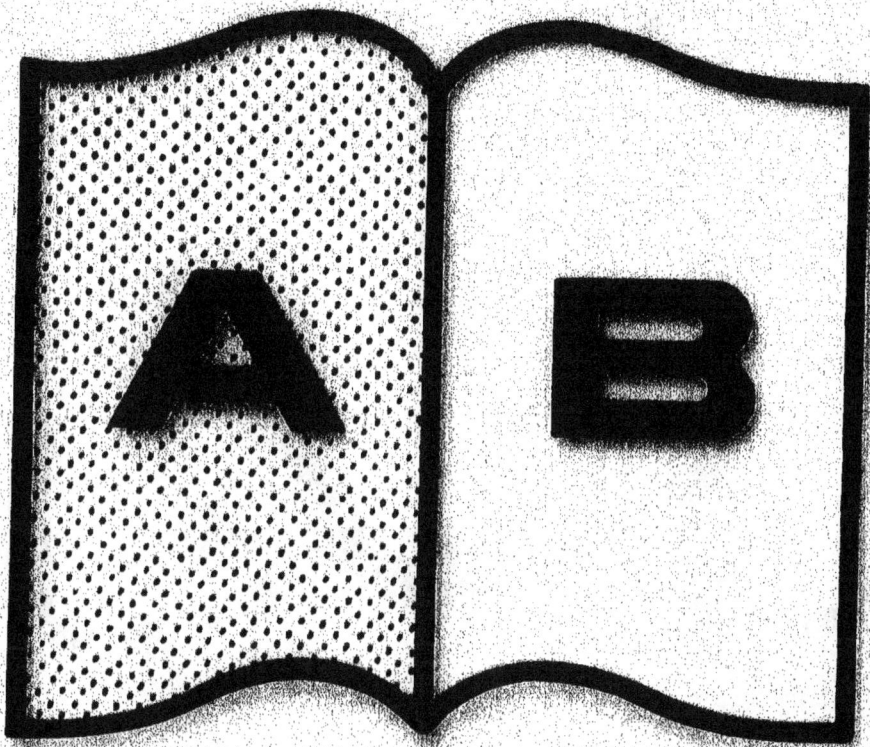

Contraste insuffisant

NF Z 43-120-14

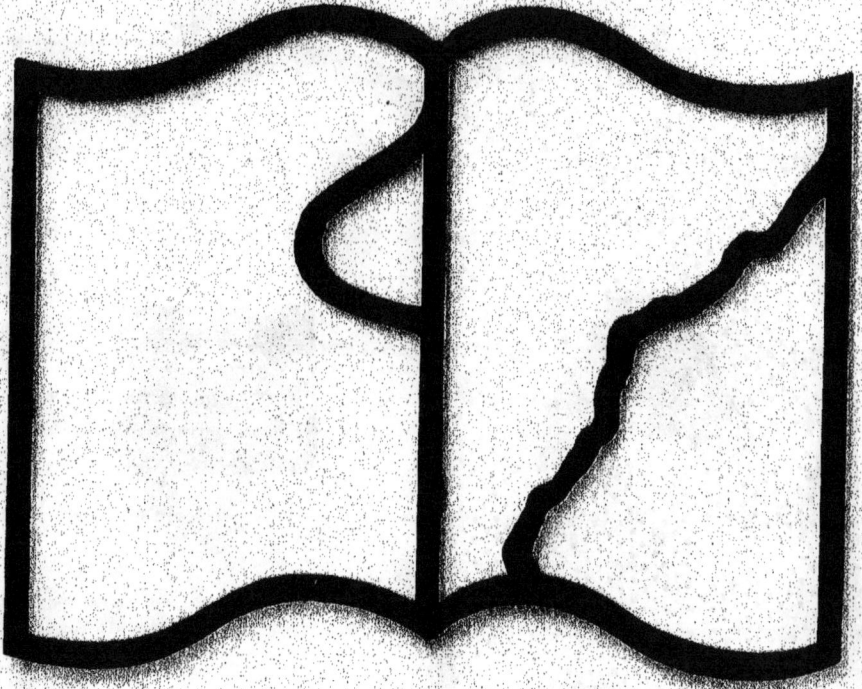

Texte détérioré — reliure défectueuse

NF Z 43-120-11

www.ingramcontent.com/pod-product-compliance
Lightning Source LLC
Chambersburg PA
CBHW071414200326
41520CB00014B/3436